RAPPORT

DU DÉLÉGUÉ

DES OUVRIERS EN INSTRUMENTS DE CHIRURGIE

DE PARIS

SUR

L'EXPOSITION UNIVERSELLE DE PHILADELPHIE

1876

DÉPOT

AU SIÉGE DE LA CHAMBRE SYNDICALE

28, rue des Grands-Augustins.

—

1878

RAPPORT

DU DÉLÉGUÉ

DES OUVRIERS EN INSTRUMENTS DE CHIRURGIE

DE PARIS

SUR

L'EXPOSITION UNIVERSELLE DE PHILADELPHIE

1876

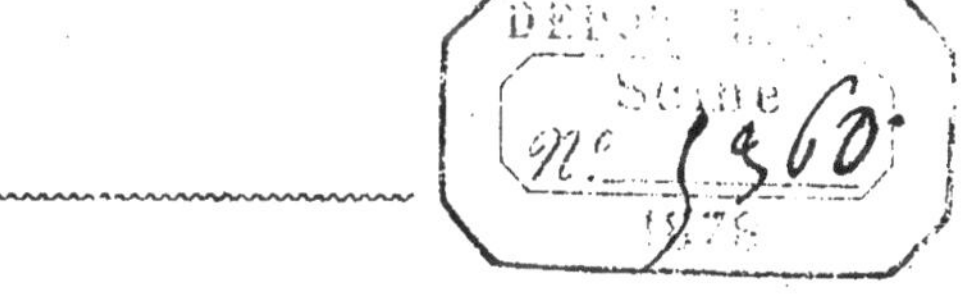

DÉPOT
AU SIÉGE DE LA CHAMBRE SYNDICALE
28, rue des Grands-Augustins.

1878

RAPPORT

DU DÉLÉGUÉ

DES OUVRIERS EN INSTRUMENTS DE CHIRURGIE

INTRODUCTION

Chers Collègues,

L'Exposition universelle de Philadelphie devait, comme celles qui l'ont précédée, donner aux ouvriers français et en particulier à ceux de Paris, l'occasion d'étudier par eux-mêmes les progrès accomplis dans leurs industries respectives; comparer leurs produits avec ceux des autres nations et, en un mot, tâcher de faire profiter le *Travail national* de l'expérience acquise chez les autres peuples.

Un grand nombre de corporations ouvrières de Paris, et à leur suite quelques-unes de la province, purent envoyer tant à leurs frais, qu'à l'aide d'une souscription publique et de subventions municipales une délégation. *La Chambre des députés et le Sénat* à leur tour accordèrent une somme de cent mille francs dans le même but; c'est alors que quelques-uns d'entre nous se demandèrent si la corporation des ouvriers en instruments de chirurgie ne devait pas, elle aussi, participer à ce mouvement et profiter des avantages que lui offrait l'allocation votée par les Chambres.

Au commencement du mois de juillet, une lettre signée de notre conseiller prud'homme, invitait chaque atelier à nommer un délégué pour former une commission d'initiative chargée d'étudier cette question.

Ce projet répondait sans doute au sentiment général, car presque tous les ateliers se firent représenter, et la commission d'initiative, après deux séances bien remplies, dans lesquelles il lui fut prouvé que l'union et la concorde existaient dans les quatre groupes qui composent notre corporation; la commission, dis-je, convoqua une assemblée générale chargée de choisir un délégué.

Cette assemblée générale eut lieu le dimanche 16 juillet, après le rapport lu au nom de la commission d'initiative, rapport qui concluait à l'envoi d'un délégué, j'eus l'honneur d'être ce représentant.

Telle fut, chers collègues, l'origine de mon mandat, lequel restera pour moi l'honneur de toute ma vie.

Je remercie très-vivement les promoteurs de ma candidature, ainsi que les citoyens qui ont fait partie de la commission d'initiative, dont les bons conseils et la sollicitude ne m'ont pas fait défaut, enfin, tous ceux qui de près ou de loin, par leur concours moral et leur présence aux différentes réunions que nous avons eues, ont donné de l'importance au mouvement qui s'est fait dans notre partie, et l'ont fait prendre en considération. ce qui à ainsi permis aux ouvriers en instruments de chirurgie de Paris, d'avoir leur représentant à cette grande fête du nouveau monde, et de ne pas rester en arrière des autres corporations qui tiennent haut et ferme le drapeau du progrès.

Parti de Paris, le 11 août, le lendemain à 1 heure 1[2, je me suis embarqué au Havre sur le paquebot de la compagnie Transatlantique *Amérique*.

Notre délégation se composait d'environ cinquante membres de diverses corporations tant de la province que de Paris. Après une heureuse traversée de 11 jours, nous arrivâmes à New-York, le 22. A notre arrivée dans ce port, nous fûmes reçus par un comité de *Français* résidents, qui s'était spécialement formé pour recevoir les délégations et les aider dans l'accomplissement de leur mission.

Quatre jours après notre arrivée à *New-York*, après avoir visité les principales usines et manufactures, chacun dans son industrie respective, nous partions par la voie ferrée pour *Philadelphie*, où était le but de notre voyage.

Mon séjour, tant à Philadelphie qu'à New-York, a été de 38 jours, j'étais de retour à Paris le 12 octobre.

C'est dans Fairmount-Park, le bois de Boulogne de Philadelphie, que l'Exposition avait été construite, à environ 8 kilomètres du centre de la ville.

954,856 mètres carrés de la partie ouest du parc de Fairmount, d'une élévation moyenne de 34 mètres au-dessus du niveau de la rivière *Schuylkill*, ont été appropriés aux constructions de l'Exposition. La palissade formant l'enceinte n'avait pas moins de trois mille de long (4,827 mètres).

Le prix d'entrée était de 1[2 dollar — 2 fr. 50 — excepté le samedi, où il n'était que de 1[4 dollar — 1 fr. 25.

Le dimanche, l'Exposition était fermée.

Notre première visite fut à la section Française où nous avons trouvé de la part de tout le personnel de cette administration le plus sympathique accueil, et aussi des représentants d'exposants. Plusieurs nous ont conduits aux objets les plus importants, nous servant d'interprêtes et nous fournissant les explications dont nous avions besoin.

L'espace occupé par les Expositions précédentes était :

à Londres	en	1862	de	186.125	mètres	carrés.
— Paris	—	1867	—	441.750	—	—
— Vienne	—	1873	—	2.330.631	—	—
— Philadelphie	—	1876	—	954.855	—	—

Cette grande étendue comprend tous les terrains enfermés dans l'enceinte de l'Exposition.

Les produits exposés étaient divisés en sept grands départements, sans compter les annexes ; chacun de ces départements se subdivisait en classes.

Les instruments de chirurgie, l'orthopédie et le bandage, etc., occupaient dans le 2me département les classes de 272 à 279.

Pour que ce rapport ait toute la clarté désirable, je l'ai divisé en quatre parties, comprenant : 1o l'instrument de chirurgie et la coutellerie en instruments ; 2o la bijouterie en instruments ; 3o l'orthopédie et le bandage ; 4o la situation économique et sociale des ouvriers de notre corporation en Amérique.

J'ai classé les instruments dont j'ai à m'occuper dans leur ordre alphabétique; mais, avant de commencer cette étude, je crois devoir vous donner quelques renseignements sur les maisons et les pays qui ont concouru à l'Exposition du centenaire Américain.

TABLEAU DES PRODUITS EXPOSÉS

AMÉRIQUE

NEW-YORK

Les principales maisons des Etats-Unis ont tenu à faire figurer leurs produits à l'Exposition; pour elles, on le comprend sans peine, c'était un point d'honneur national, aussi leurs vitrines étaient-elles les plus importantes, notamment la maison *Tiemann et C*[e], de New-York, qui est une des plus grandes fabriques d'instruments de chirurgie de l'Amérique et qui a un personnel très-nombreux, tout au moins égal à la maison Collin de Paris; une grande quantité d'instruments d'acier, de bijouterie et d'orthopédie étaient exposés par cette maison.

Je donne plus loin les nouveautés et les modifications que j'y ai constatées.

La maison *Otto et Fils*, de New-York, quoique inférieure à celle ci-dessus indiquée, avait aussi une remarquable vitrine, j'y ai également constaté quelques nouveautés.

Enfin, je signalerai l'*Institut de New-York*, dirigé par le docteur *Taylor*. Cet établissement est un hôpital spécial pour les personnes dont les maladies ont besoin d'être traitées au moyen d'appareils orthopédiques, tels que les déviations de la taille, torticolis, paralysie musculaire, etc.

PHILADELPHIE

J'ai remarqué dans la très-belle collection d'appareils orthopédiques de la maison *Kolbé*, notamment des bras et des jambes d'une grande perfection. C'est la maison des Etats-Unis qui est la plus renommée pour la belle et bonne fabrication de ses produits.

La maison *Gemrig*, sauf son ouvre-bouche dont je donne la description dans les instruments d'acier, n'a rien exposé de remarquable.

La maison *Penfield* se distingue par une très-belle exposition de bandages, remarquable au point de vue de la nouvelle composition appelée Celluloid, qui entre dans la confection de ses pelotes et qui sert aussi à envelopper les ressorts de bandages.

La maison *White et Samuel* avait aussi une très-belle vitrine qui attirait l'attention des connaisseurs et visiteurs, elle contenait une superbe collection d'instruments à dents et de tours dentaires.

Philadelphie possède un institut semblable à celui de New-York, qui traite spécialement la paralysie, beaucoup d'ingénieux appareils orthopédiques étaient exposés dans la vitrine de cet établissement.

Boston était représenté par la maison *Codman et Shurtleff*.

La maison *Spilman*, de *New-Orléans*, ne restait pas en arrière de ses confrères de New-York et de Philadelphie, j'ai remarqué dans la vitrine de cette maison une ceinture hypogastrique brevetée, qui obtenait l'éloge des connaisseurs.

ALLEMAGNE

Son exposition était de peu d'importance, je n'ai remarqué que des appareils de pansement pour les blessés militaires, d'une construction matérielle.

ANGLETERRE

Sauf la maison *Meyer et Mettzer*, de Londres, qui du reste n'avait rien de remarquable, aucun autre fabricant anglais n'était représenté à l'Exposition de Philadelphie.

BELGIQUE

La Belgique m'a donné l'occasion de prendre des notes très-intéressantes sur les coquilles en zinc estampé du docteur *Guillery*, professeur à la Faculté de Bruxelles.

FRANCE

Dans la section française ne figuraient pas nos grandes maisons qui ont porté si loin le progrès de notre corporation, et qui, on peut le dire, l'ont faite ce qu'elle est.

Les maisons *Collin*, *Mathieu*, *Lüer*, *Galante*, etc., étaient absentes; je le regrette, car elles auraient, à coup sûr, disputé avec succès, avec les grandes maisons américaines et anglaises qui ont fait figurer leurs produits à l'Exposition de Philadelphie.

La section française était représentée par :

La maison *Bénas*, qui avait une très-belle collection de sondes et de bougies en gomme ; M. Bénas a su apporter un degré de perfection inconnu jusqu'ici par l'emploi du *crin de Florence*, appliqué par lui dans la confection de ses bougies filiformes, ce qui les rend indéchirables et inaltérables tout en leur laissant la souplesse et la solidité qu'elles doivent avoir.

La maison *Rondeau frères* avait aussi une belle exposition d'instruments en gomme, ainsi que la maison *Vergne et Chose frères*.

Comme fabricants d'instruments de chirurgie, il n'y avait que MM. *Vitry frères*, et M. *Dissoire*, de Nogent (Haute-Marne), qui avaient une belle collection mais dans laquelle je n'ai rien constaté de nouveau.

J'ai remarqué également une belle exposition de coutellerie

de MM. *Charbonné Thuillier*, *Couvreux Wichard*, *Girard* (*Charles*) *et fils*, *Guillemin Renault*, *Sommelet*, *Thévenot* (*Félix*), *Tomachot Thuillier*, de Nogent (Haute-Marne).

La maison *Denizet*, de Langres était également représentée, ainsi que la maison *Thinet*, de Paris.

ITALIE

La maison *Gennari*, de Milan, avait une petite vitrine spécialement consacrée aux instruments pour la cataracte, dans laquelle je n'ai remarqué aucune innovation ; ils m'ont même semblé de fabrication ancienne.

RUSSIE

Il me reste à signaler la maison *Crown*, de Saint-Pétersbourg, qui avait exposé de très-belles boîtes d'instruments pour la cataracte, la résection et l'amputation, d'un fini et d'un goût irréprochable, surtout la boîte d'instruments pour les yeux, dont la fabrication est très-soignée, et sans rien vouloir préjuger ici, il me paraît probable qu'elle a été exécutée à Paris, elle a du moins toute l'apparence de notre fabrication parisienne.

DESCRIPTIONS ET APPRECIATIONS

INSTRUMENTS DE CHIRURGIE ET COUTELLERIE EN INSTRUMENTS

AMÉRIQUE.

Aiguille à suture. — J'ai remarqué parmi les objets exposés par la maison *Otto et fils*, de New-York, des aiguilles à suture semblables à celles que l'on fait ordinairement, mais dont l'œil est fendu à sa partie supérieure, ce qui permet d'introduire le fil sans tâtonnement par cette fente qui, faisant ressort, emprisonne le fil. Il lui est impossible de sortir de la même façon malgré la plus forte traction, la fente étant en biais ne se trouve pas dans l'axe de l'œil de l'aiguille.

Il se fait aussi des aiguilles à suture dont l'extrémité est composée d'un tube taraudé à l'intérieur, dans lequel se visse le fil destiné à faire les ligatures; ce n'est pas une invention nouvelle, je crois même qu'elle a été abandonnée par nos praticiens après avoir été expérimentée.

Les *Aiguilles à vaccin* ont une modification que je n'ai pas encore vue chez nous, elles sont tubulées et fixées sur un manche pareil aux manches à cataracte, dans le tube glisse un piston à bouton destiné à chasser le vaccin dans la piqûre, l'opérateur est donc certain que la quantité de vaccin qu'il voulait employer a été introduite entièrement.

Les *Bistouris* fabriqués par les Américains ont les mêmes formes que ceux qui sont fabriqués à Paris. J'en ai vu de très-bien faits dont les fenêtres du coulant étaient garnies en argent.

J'ai à signaler : dans les bistouris fixes la virole système américain qui est appliquée aussi aux autres instruments, tels que couteaux à amputations, ténaculum, aiguilles de Cooper, coupe-corps, etc. Cette virole supprime le renflement au mitre que l'on est obligé de faire à la lame à la naissance de la soie. Cette virole va en s'amincissant vers le haut, une fente est pratiquée à cet effet pour recevoir le talon de la lame. C'est une abréviation de travail pour l'ouvrier, mais ni l'élégance ni la solidité de l'instrument n'ont à y gagner.

Les *Coupe-amygdales* exposés approchent presque tous du système Mathieu, il n'y a rien de nouveau de la part des étrangers dans la composition de cet instrument, sauf un qui figure dans l'exposition de M. *Tiemann* et dont le mouvement d'excision, au lieu de se faire par le rapprochement de la lame du haut vers celle du bas, est au contraire produit par celle du bas qui se trouve poussée en avant. Cela ne m'a pas semblé être un de ces changements qui constituent un progrès dans la confection de cet instrument.

Cataracte. J'ai examiné avec soin ces instruments. J'y ai apporté d'autant plus d'attention qu'ils me sont familiers, ce travail étant une de mes spécialités, aussi c'est avec connaissance de cause que je puis dire n'avoir remarqué aucune forme nouvelle, tous les modèles sont les mêmes qu'à Paris, l'imitation en est parfaite, j'ai vu de très-belles boîtes de luxe renfermant des pièces bien finies, avec manche de nacre et viroles en or.

Les crochets à strabisme sont comme ici de même forme et inégaux de grandeurs, mais la plupart sont percés à leur extémité.

En visitant les ateliers, j'ai remarqué que dans la fabrication des instruments de cataracte, les Américains remplacent la virole en argent par une rosette en maillechort découpée, laquelle placée sur le haut du manche est maintenue par la pression de la mitre de l'instrument, ce qui, je crois, serait à mon point de vue une abréviation dans le travail et une économie de matière première, n'ôtant en rien de la solidité ni de la perfection de l'instrument.

Ciseaux. Je dois signaler les ciseaux droits ou courbes pour l'usage chirurgical, qui m'ont semblé dignes de remarque, ils sont taillés comme une scie sur la partie coupante, ce qui produit une mâchure des tissus afin d'éviter l'effusion du sang qu'il est nécessaire de ne pas provoquer dans bien des cas, cette modification sans doute a été inspirée par l'écraseur linéaire de Chassaignac.

Dilatateurs à échelle. Mon attention a été attirée par quelques-uns de ces instruments, et je crois qu'ils méritent une mention spéciale ; ces dilatateurs sont munis d'un cadran qui permet au chirurgien de se rendre compte du degré de dilatation auquel il est arrivé, cette invention du cadran est due à MM. Otto et fils de New-York, ce cadran est également appliqué au dilatateur Ségalas ; la vis qui produit le mouvement de dilatation fait en même temps marcher l'aiguille indicatrice. La maison *Tiemann* en avait exposé un qui, non-seulement était à cadran, mais dont l'un des portants se composait d'un tube cannelé dans lequel glissait une lame d'uréthrotome de Maisonneuve ; comme on le voit, cet instrument était à deux fins, il pouvait dilater et inciser à volonté.

Ecraseur linéaire.

M. *Tiemann*, que je viens de citer pour son dilatateur, a apporté une heureuse modification à l'écraseur à chaîne de Chassaignac. Au lieu que la chaîne soit écartée par un ressort ou une pince à anneaux, ce sont les deux montants sur lesquels sont fixés les deux bouts de la chaîne qui font ressort d'eux-mêmes, donnant le développement que l'on veut obtenir. La chaîne ne compte que 10 à 12 maillons ; à mesure que la chaîne sort du tube, les deux supports s'écartent d'eux-mêmes et offrent le développement voulu. Il m'a été dit que les chirurgiens américains appréciaient beaucoup cette modification qui simplifiait l'instrument sans lui retirer aucune de ses qualités.

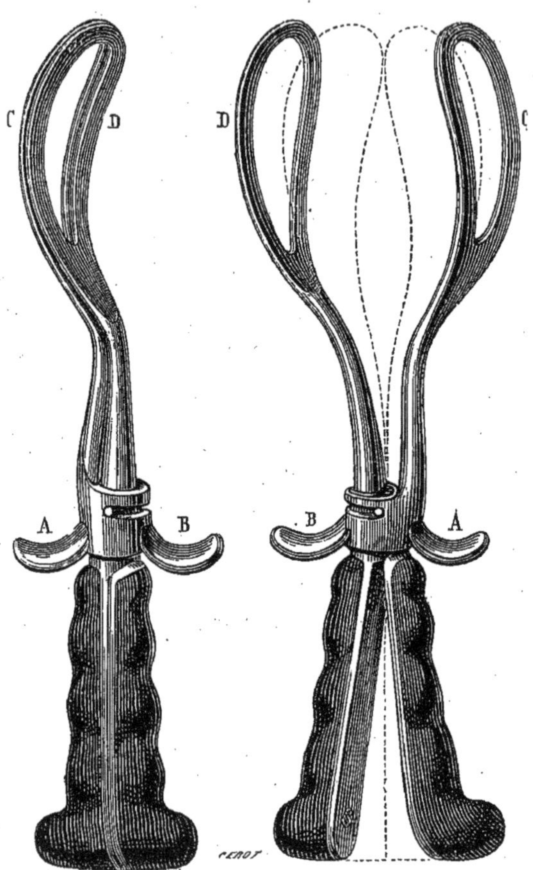

Nouveau forceps, DE M. LE Dr LŒWENTHAL.

Il y a quelques points dans ce forceps qui méritent une mention spéciale. Ce nouveau système supprime la difficulté d'introduction de la seconde branche et la fermeture de l'instrument.

Car dans le forceps classique, après avoir introduit la première branche, on doit en confier le manche à un aide (ordinairement une femme) pour le tenir et le fixer, et en même temps hors de sa portée pour ne pas être empêché d'appliquer l'autre branche. Lorsque les deux branches sont en position, on trouve encore quelque difficulté à les fixer et en le faisant, il faut encore mouvoir, soit la première où la seconde branche, et quelquefois avec force en risquant ainsi de blesser quelque partie de l'enfant. Toutes ces difficultés sont évitées avec le forceps du Dr Lœwenthal.

Les deux cuillères s'introduisent superposées l'une dans l'autre, d'une main l'on saisit les deux manches, et de l'autre on imprime un mouvement de rotation, lequel a pour but de transformer la position des cuillères et de les mettre en parallèle ; cela fait, on peut commencer la traction, sans employer beaucoup de force.

Je crois inutile de donner une description plus étendue de ce forceps.

Le seul point à remarquer est que si l'on veut faire tourner la branche extérieure autour de la moitié du pelvis, il faut d'une main assujettir l'instrument à l'aide des cornets et de l'autre saisir la partie inférieure des manches, en leur faisant décrire le mouvement de rotation indiqué plus haut. Si l'on a besoin de faire tourner la branche autour de la moitié antérieure du pelvis, il suffit d'affermir le manche d'une main, de faire tourner avec l'extrémité inférieure de l'autre, ou, comme le montre la figure dans le premier cas, assujettir l'instrument en mettant une main autour de A B et faire tourner la cuillère C en arrière dans le second cas, assujettir seulement le manche B, et faire tourner la cuillère D en avant.

Ouvre-bouche. — M. Gemrig a exposé un ouvre-bouche, auquel il a fait subir d'heureuses modifications, les crémaillères qui l'empêchent de se refermer, au lieu d'êtres maintenues par des ressorts à boudin, sont maintenues par deux petits ressorts ordinaires, lesquels sont fixés sur la partie inférieure de l'instrument.

L'abaisse-langue qui y est adapté, consiste simplement en un fil d'acier courbé en arc, lequel passe dans deux trous percés à la partie inférieure de l'instrument, fait ressort par son écartement et se maintient ainsi de lui-même, il y a là une modification que je crois bonne et surtout une grande abréviation de travail.

Pinces. — Je n'ai pas à constater beaucoup de changement dans les différents genres de pinces qui figuraient à l'Exposition. Les pinces à verrou sont absolument du même modèle qu'à Paris, le système de verrou Lüer est généralement le plus adopté par les fabricants Américains.

Les pinces à dissection sont pour la forme comme chez nous, la plupart sont recouvertes d'une couche de caoutchouc pour les empêcher de rouiller, j'ai remarqué aussi les pinces de *Desmarres* et de *Snellen*, dont le côté non fenêtré est généralement en caoutchouc durci ou en écaille. Comme on le voit, il n'y a pas de grandes observations à faire sur ces instruments.

Spéculum double valve de Sims.

J'ai remarqué dans la vitrine de la maison *Tiemann* une modification que je crois utile de faire figurer dans ce rapport. Généralement les valves du spéculum de Sims diffèrent de grandeur selon la personne sur laquelle elles sont employées, ce qui explique l'idée déjà trouvée, il y a plusieurs années, des valves de plusieurs dimensions, se montant sur un seul manche. Celui dont je parle est principalement disposé pour l'opération de la fistule vésico-vaginale, il se compose d'une valve pour la forme, semblable aux autres, se divisant en deux parties, qui se dilatent au moyen d'une vis qui lui donne l'écartement voulu, une de ces parties est naturellement munie d'une charnière à sa base.

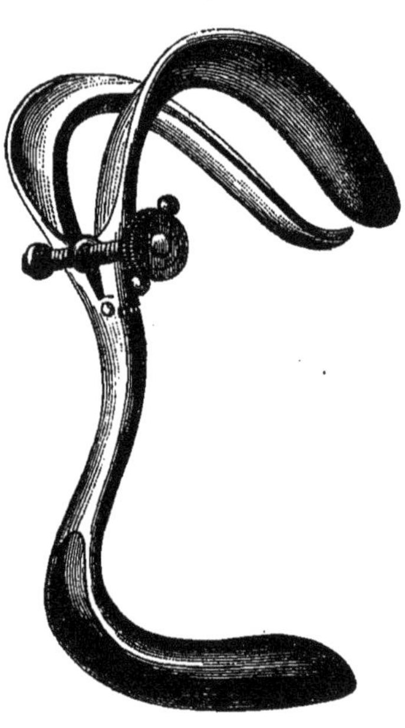

Spéculum double valve de Sims.

Une seule valve fabriquée dans ces conditions suffit pour remplacer toutes les autres ; cette modification est approuvée des chirurgiens qui recherchent parmi nos instruments ceux qui leur offrent le plus de commodité possible.

Scie à chaîne. — J'ai remarqué aussi dans la maison Tiemann une scie à chaîne qui diffère totalement de celle fabriquée jusqu'à ce jour. Au lieu que les maillons soient en tôle d'acier découpé, et reliés les uns aux autres au moyen de goupilles, ce sont des petites molettes percées à triple tranchant, d'un diamètre de 3 millimètres, et qui s'enfilent les unes au bout des autres sur un fil d'acier, comme les grains d'un collier ; les deux extrémités du fil sont fixées sur deux manches de scie à chaîne ordinaire, puis deux molettes viennent faire pression sur les maillons.

Il m'a été impossible de savoir si ce système est préférable à celui qui est en usage actuellement, aux renseignements que j'ai demandés à ce sujet, il m'a été répondu que cette invention était trop récente pour permettre de porter un jugement définitif. J'imiterai la réserve des Américains ; tout en mettant ce nouveau modèle de maillon à la disposition de ceux qui le désirent.

Instruments à dents. — Je crois que les instruments à dents ont leur place parmi les instruments d'acier, puisque les ouvriers de cette spécialité sont appelés à en fabriquer journellement. En Amérique ils forment une partie bien distincte, quoique les fabricants d'instruments de chirurgie de ce pays en vendent et en fabriquent comme chez nous. Cependant il y a des maisons spéciales d'une très-grande importance ; je citerai notamment la maison *White et Samuel*, de Philadelphie, qui est une des plus importantes des États-Unis, et même je puis dire du monde entier, elle occupe à elle seule de 200 à 250 ouvriers et ouvrières, sa réputation est très-grande, et son exposition était digne de la maison, j'y ai remarqué des instruments pour perforer et fraiser les dents qui sont très-bien faits.

Je signalerai également leurs daviers qui atteignent la perfection. En général tous leurs instruments sont nickelés.

J'ai surtout remarqué un tour dentaire que l'opérateur fait fonctionner comme une machine à coudre au moyen d'une pédale, il donne le mouvement de rotation à une tige sur laquelle est adaptée une fraise mobile de forme déterminée; la forme de ces fraises varie selon la nature de la perforation que l'on veut obtenir.

Instruments de vétérinaires. — L'instrument de vétérinaire ne se fait presque pas en Amérique, les quelques instruments que j'ai vus, venaient d'Europe, principalement de la maison *Méricant*, de Paris.

C'est principalement d'Angleterre que les Américains font venir l'acier fondu qui entre dans la fabrication de leurs instruments tranchants.

Bijouterie en instruments.

Il y avait très-peu de bijouterie exposée : je n'y ai constaté aucune nouveauté remarquable, comme pour les instruments d'acier, il n'y avait guère que des modifications.

De même qu'à Paris, il y a des ouvriers spéciaux pour cette branche d'industrie, mais en très-petit nombre, ce qui me donne à supposer que les Américains font venir beaucoup d'instruments de cette spécialité d'Europe. Les ouvriers travaillent à façon et à l'établi comme chez nous.

Il se fait beaucoup d'instruments en caoutchouc durci, principalement des canules pour la trachéotomie, des seringues de Pravaz et d'autres modèles; il se fait aussi des spéculums en caoutchouc durci, cela permet de les vendre meilleur marché ; cependant de l'aveu des Américains les instruments en argent sont encore préférables à n'importe quelle composition connue jusqu'à ce jour.

L'Aluminium est très-peu employé chez eux, l'impossibilité de le souder est une des causes qui l'ont fait abandonner.

Je vais comme pour les instruments d'acier décrire ceux qui ont fixé mon attention.

Blépharostats. — Les blépharostats exposés sont aussi munis de vis de pression ou de vis de rappel comme les nôtres pour empêcher le trop grand développement des branches, développement douloureux pour le malade.

Les dilatateurs de l'urèthre ressemblent tous à ceux que j'ai vus à Paris, il y a des divulseurs de Voillemier (dernier modèle) ainsi que de Coradi.

Même observation pour ce qui concerne les uréthrotomes, celui de Maisonneuve est comme celui fait chez nous, muni d'un pas-de-vis pour monter les bougies conductrices, aucun autre système n'a encore remplacé celui-là.

Je donne la description d'une lame de Maisonneuve qui se montre sur un dilatateur à échelle, dans la partie de mon rapport consacré aux instruments d'acier.

Dans la vitrine de la maison *Tiemann* j'ai remarqué une canule pour la trachéotomie qui au lieu d'être courbe dans toute sa longueur ne l'est que vers son extrémité; l'autre partie, celle qui avoisine la plaque, est droite. La canule interne pour pouvoir pénétrer est composée d'un tube formé d'une bande roulée en spirale.

Avec ce système de canule interne l'on peut faire la canule externe de la courbure et de la forme que l'on croit être la plus commode pour le malade.

M. Tiemann que j'ai consulté à ce sujet m'a répondu que cette modification quoique diminuant le diamètre d'ouverture de la canule interne était appréciée par les professeurs.

J'ai vu des érignes doubles à curette, dans lesquelles cette dernière au lieu d'être en acier ou maillechort comme chez nous, est en caoutchouc durci.

Les sondes exposées étaient en argent et en maillechort, il y en avait avec courbure *Leroy* et *Mercier*.

Les instruments de trousses, sondes à vis, sondes de Belloc, Trocart, Stylet, etc., ont les mêmes formes que chez nous.

Il y avait aussi une grande quantité de miroirs et de réflecteurs, de laryngoscopes, mais nos fabricants français ont si bien su donner de l'éxtension et perfectionner ce genre d'instruments que j'ai retrouvé la plupart de leurs modèles.

C'est surtout pour les pessaires que le caoutchouc durci est employé d'une façon générale en Amérique, il y en a de toutes les formes, ils sont inoxydables et fort appréciés pour ce motif.

Dilatateur nasal.

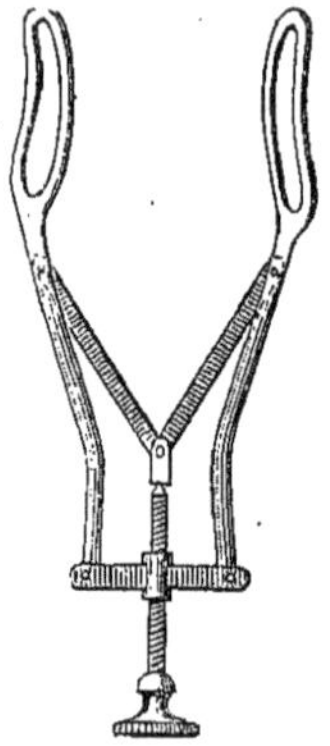

La maison *Reynders*, de New-York, a un instrument très-ingénieux et qui est fort répandu, c'est un spéculum nasal en maillechort, ou plutôt un dilatateur nasal; il ressemble à l'ophthalmostat du docteur *Panas* comme celui-ci, il est à vis de rappel, l'extrémité des branches est en forme de cuillères semblables au forceps, sauf qu'elles sont renversées en dehors.

Orthopédie et Bandages.

En voyant la grande quantité d'appareils orthopédiques exposés dans les vitrines de l'Exposition j'ai regretté qu'un second délégué, un homme compétent dans cette spécialité, n'ai pas été envoyé aussi.

Je suis sûr qu'il aurait pu rapporter des notes intéressantes, car les Américains avec l'esprit pratique qui les caractérise ont donné un grand développement à cette branche de la chirurgie.

Une exposition fort remarquable, était celle du docteur Taylor, de New-York, lequel avait été déjà remarqué avantageusement à l'exposition universelle de 1867, pour ses appareils destinés à corriger les déviations vertébrales, les paralysies musculaires.

M. le docteur Taylor emploie beaucoup le caoutchouc durci dans la fabrication de ses appareils, une des grandes qualités du caoutchouc durci c'est qu'il est d'une propreté extrême.

Je signalerai d'une manière particulière une composition qui entre dans la fabrication de certains bandages sortant de la maison *Penfield*, de Philadelphie.

Cette matière appelée *celluloïd*, encore peu connue en Europe, a l'apparence de l'ivoire, elle est d'une légèreté extrême et en même temps d'une grande solidité.

En dehors de la chirurgie la celluloïd est employée en Amérique dans beaucoup d'autres genres de travaux, au moyen de procédés chimiques, on lui donne la couleur que l'on veut.

Cette composition, m'a-t-on dit, est un produit composé de papier et de camphre, elle est très-difficile à travailler et en même temps très-inflammable.

Je signalerai également cette maison pour ses bandages en tissu élastique, d'une solidité remarquable.

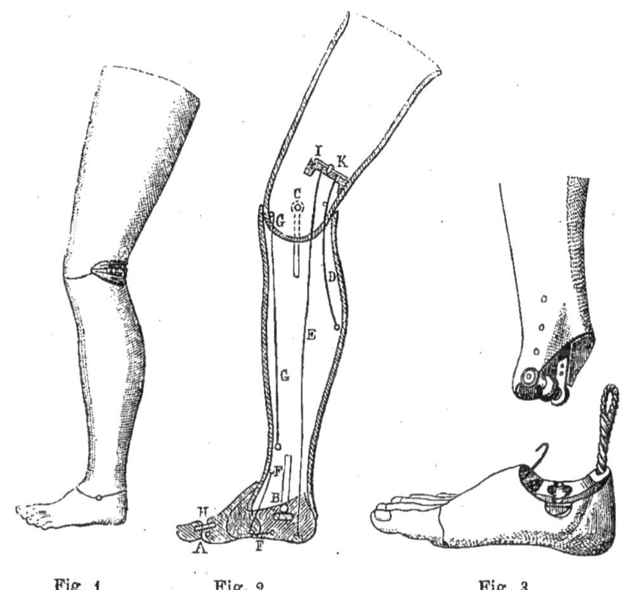

Fig. 1 Fig. 2 Fig. 3

Jambe artificielle de M. Kolbé, de Philadelphie.

La figure (1) montre le membre complet pour l'amputation au-dessus du genou. C'est la meilleure application qui ait été encore inventée pour remplacer le membre perdu. Son action est une imitation parfaite des fonctions du membre naturel, et on l'obtient de la manière la plus simple (voyez figure 2).

La charpente est en bois de saule que l'on choisit à cause de sa ténacité, de sa force et de son beau grain, et elle est couverte de peau vive (préparée exprès dans ce but); son apparence est celle de la chair émaillée, imperméable ; le cuissard serre étroitement le moignon s'étend jusqu'à l'ischion et le périnée qui soutient une partie du poids, la balance étant répartie sur la surface extérieure de la cuisse. Ses parois sont ouvertes par des fentes oblongues ou des fenêtres, qui permettent une quantité convenable de ventilation, et qui facilitent aux sécrétions de cette partie de s'échapper.

Le montant de la cuisse est fortement articulé au genou à celui de la jambe par un boulon (verrou d'acier) qui ne permet pas le mouvement antéro-postérieur. De la surface antérieure du tiers plus bas du cuissard une cheville de bois (I K) se projette, à laquelle sont attachées deux fortes cordes faites de fil de lin tordu. Une de ces cordes (I E) étant insérée dans le talon représente le tendon d'Achille, elle supporte le poids du corps, en empêchant le pied de s'incliner d'un angle plus grand que l'angle droit. L'autre corde (K D)est insérée au milieu de la surface postérieure de la jambe, et est accessoire au premier, arrangement par lequel le membre est tellement solide que le poids de l'homme le plus fort ne peut nuire à sa stabilité. La corde (G G) est formée en partie d'un ressort qui a pour but de donner à la jambe une impulsion légère en avant, pour jeter le pas, c'est l'analogue de l'extenseur quadriceps du membre naturel.

La figure (3) montre le mécanisme de la jointure de la cheville, elle est quelque peu particulière, en combinant toute la force d'une charnière de jointure de genou avec le mouvement latéral. La surface inférieure de la jambe, et la surface correspondante du pied sont pourvues d'une dépression hémisphérique qui, quand elle est rapprochée, forme une sphère creuse ; dans l'intérieur de cette sphère l'agrandissement globulaire placé au centre du boulon, les extrémités de ce boulon passant à travers des brides latérales en métal dans des trous un peu plus grands que leur diamètre ; ces extrémités sont soutenues par deux pièces de caoutchouc, ce qui permet les mouvements latéraux de la cheville (FF). La figure (2) indique la position d'une corde attachée à un ressort horizontal appliqué à la plante du pied et ayant pour but de remettre ce dernier dans une position rectangulaire avec la jambe, après qu'il a été étendu ; c'est l'analogue du *tibialis anticus.*

(H A) indique la jointure métatarso-phalangéale, c'est une jointure simple à tenon et mortaise, soumise à l'action d'un ressort qui ramène les orteils droits avec le pied, après qu'ils ont fléchi par le poids du corps.

Coquilles estampées de M. le Dr Guillery de Bruxelles.

Ces apppareils employés dans les cas de fracture se composent de plaques de zinc minces et solides, ayant la forme exacte des bras, avant-bras, cuisses et jambes et correspondant à trois tailles d'hommes : 1m,63, 1m,73 et 1m,85.

On les garnit intérieurement d'un peu d'étoupe, et au moyen de pinces et de cisailles qui sont jointes dans les boîtes de secours dont les chirurgiens disposent, on redresse ou coupe celles-ci, si elles ne s'adaptent pas exactement sur les membres fracturés.

Ces coquilles sont très-légères, percées de trous qui permettent l'écoulement des liquides et la transpiration cutanée, elles sont peu coûteuses; le placement est si simple et se fait si rapidement qu'il ne donne aucune souffrance au patient, le médecin a facilement accès à la partie malade et l'enlèvement de l'appareil se fait aussi rapidement que le placement, puisqu'il suffit de déboucler les courroies qui fixent les deux valves.

Cet appareil si simple et si ingénieux est appelé à rendre de nombreux services; il est adopté pour l'armée belge, et est en usage dans les hôpitaux.

En résumé, je dirai : sauf les instruments cités plus haut, et qui ne sont que des changements plus ou moins heureux, je n'ai presque rien trouvé de nouveau, nous sommes beaucoup imités par les Américains, leur imitation est intelligente, leurs instruments bien finis, et aussitôt qu'il paraît un nouveau modèle en Europe, on est sûr de le voir reproduire chez eux. La chirurgie leur doit cependant de beaux perfectionnements, dans notre partie comme dans bien d'autres ; les Américains ont eu des inventeurs dont les œuvres se sont généralisées à bon droit, mais comme instruments de chirurgie, ce n'est pas l'Exposition de Philadelphie qui nous prouve qu'un progrès réel à été accompli par eux dans ces dernières années.

SITUATION ECONOMIQUE ET SOCIALE

DES OUVRIERS DE NOTRE CORPORATION EN AMÉRIQUE

Je n'ai pas oublié que la *question sociale* devait tenir une place dans mon rapport, j'avais à étudier l'organisation de la corporation des ouvriers en instruments de chirurgie de l'Amérique.

J'ai pu constater qu'il y avait très-peu d'ouvriers de notre partie d'origine Américaine, mais en revanche une grande quantité d'ouvriers Allemands ont émigré de leur patrie pour aller trouver en Amérique des moyens d'existence plus lucratifs que chez eux.

Il n'existe en Amérique dans les corporations des ouvriers en instruments de chirurgie, ni tarif, ni règlement, les prix sont débattus de gré à gré entre l'ouvrier et le contre-maître, lequel fixe également le prix de la journée.

Dans les grandes maisons, c'est le contre-maître qui fait la paye, il a autant de pouvoir que le patron pour ce qui rentre dans ses attributions, chaque maison a donc ses prix de main-d'œuvre, mais qui ne diffèrent pas beaucoup les uns des autres.

Dans notre corporation les ouvriers travaillent presque tous à leurs pièces, la durée de la journée de travail est de 10 heures et le samedi 9 heures, la journée du samedi est payée comme si elle était complète.

La moyenne du salaire de notre partie est d'environ 15 dollars par semaine (75 francs).

Les femmes garnisseuses ou bandagistes, gagnent moitié moins, c'est-à-dire de 6 à 8 dollars par semaine (30 à 40 francs). En général ces ouvrières sont des Européennes. La durée de la journée de la femme est de 9 heures, elles viennent une heure plus tard à l'atelier le matin que les hommes.

Avec un pareil gain, le célibataire peut être à son aise ; pour 5 à

6 dollars par semaine (25 à 30 fr.), il a un logement convenable et la table. La boisson est toujours comptée à part, le vin est très-cher, l'on boit généralement de la bière. Mais pour l'ouvrier marié, père de famille, il n'en est pas de même ; il faut qu'il compte double dépense, et si le salaire paraît élevé en Amérique, il en est de même pour tous les objets industriels ou de consommation dont il a besoin.

Il n'existe, je ne parle bien entendu que de notre corporation, ni chambres syndicales, ni même de sociétés de secours mutuels; peut-être existe-il dans les grandes maisons des caisses de secours pour les blessés et les malades, mais elles ne sont pas générales, c'est-à-dire qu'elles ne relient pas entre elles les ouvriers des différentes maisons.

Je disais plus haut qu'il n'y avait pas de chambres syndicales parmi les ouvriers en instruments de chirurgie de l'Amérique, il n'y a même pas de tribunal de prud'homme; lorsqu'un ouvrier a un différent avec son patron, ce différent est porté devant un *alderman* (ou juge de paix). Je ne mets pas en doute l'impartialité de ces magistrats, mais ont-ils toute la compétence voulue pour entrer dans les détails multiples qui leur sont soumis, et que des hommes du métier seuls peuvent comprendre.

Il ne m'a pas été permis de visiter en détail tous les ateliers, et de me rendre bien compte de l'outillage qui s'y trouve en usage, je n'ai pas vu d'outils autres que ceux dont nous nous servons dans nos ateliers parisiens. Seulement je signalerai plus particulièrement les ateliers de *MM. Tiemann* qui sont situés à environ une heure de son magasin, ils sont très-clairs et surtout bien aérés.

La machine à vapeur est dans un endroit spécial, complètement isolée ainsi que les forges.

Tout se fait comme à Paris, par spécialité. Pour tout ce qui est de l'instrument tranchant, chaque ouvrier forge et finit ses pièces lui-même.

Il n'y a de polisseurs que pour la pièce de lime seulement.

En Amérique la corporation des ouvriers en instruments de chirurgie ne connaît pas le chômage, c'est-à-dire qu'il y a de l'ouvrage toute l'année. C'est un des bons côtés de notre métier, il serait à souhaiter que l'on pût en dire autant de tous les autres corps d'état.

Il existe, m'a-t-on dit à New-York, une commission spéciale pour la salubrité des ateliers, les plaintes justifiées sont écoutées et les décisions de cette commission sont pour ainsi dire souveraines.

Je me suis informé aussi de l'apprentissage, voici les quelques renseignements concernant cette question.

Quel que soit l'âge de l'apprenti quand il commence, il n'est libéré envers son patron qu'à l'âge de 21 ans; mais il gagne de suite 3 dollars par semaine (15 francs). Comme on le voit, les différents services qu'il peut rendre, lui sont amplement payés, il est augmenté annuellement selon sa capacité, et dans certaines maisons pendant ses dernières années il reçoit la moitié de ce qu'il gagne.

L'INSTRUCTION PUBLIQUE

AUX ÉTATS-UNIS

L'instruction publique aux États-Unis est l'objet des soins les plus attentifs des hommes politiques. Vous savez que c'est le pays ou l'on dépense le plus d'argent pour elle. C'est avec une certaine ostentation que chaque État de la grande République exposait, dans sa section, les moyens d'instruction employés dans les écoles publiques et les travaux des élèves. A cet effet une galerie avait été construite sur les bas-côtés de Main-Building et tous les Etats, sauf le Massachussets et la Pensylvanie, dans laquelle se trouve Philadelphie, étaient là réunis afin qu'on put apprécier leurs efforts. Les cahiers d'écritures et les devoirs étaient très-propres, et très-bien faits, autant que j'ai pu voir, car je n'ai pas qualité pour les juger.

L'Etat de Pensylvanie avait fait construire spécialement un grand bâtiment dans le jardin où les livres et les fournitures d'écoles les plus variées étaient exposés avec le plus grand ordre.

L'Etat de Massachussets occupait une galerie de toute la largeur du Main-Building. C'est l'Etat dans lequel l'instruction est la plus développée, aussi son exposition était-elle la plus importante de toutes. Le Massachussets et l'Illinois sont les deux Etats de l'Amérique qui aient fait quelque tentative vers ce que nous réclamons tant en France : l'instruction professionnelle et les écoles d'apprentissage.

Aux questions que les délégués adressaient aux Américains, relativement à l'existence de ces écoles, ils répondaient qu'ils ne savaient ce qu'on voulait leur dire, et c'est un Français qui nous a signalé les expositions des écoles professionnelles de ces deux Etats.

J'ai remarqué aussi dans la province de Ontario dans le Canada, une collection de planches et objets anatomiques dans le genre de ceux du docteur Auzoux, pour la démonstration dans les écoles publiques, je ne pourrais dire s'ils sont importés de France ou s'ils sont fabriqués en Amérique.

Nous avons visité le *Franklin institute*.

Cet établissement possède une bibliothèque de 18,000 volumes, exclusivement composée d'ouvrages scientifiques, industriels et commerciaux.

Dans les écoles primaires que j'ai vues à Philadelphie, chaque étage était divisé en quatre parties séparées par des cloisons vitrées de manière à voir ce qui se passe dans chaque classe.

Les livres et toutes les autres fournitures sont donnés gratuitement.

L'Instruction y est exclusivement laïque.

D'après ce que j'ai pu voir et les renseignements que j'ai recueillis, l'instruction que l'on donne n'est pas pour faire des savants, mais des citoyens utiles à leur pays et capables de faire des industriels, des commerçants ou des agriculteurs. En un mot l'instruction est pratique, mais pour la somme dépensée, nous ferions certainement mieux qu'eux.

Voici quelques chiffres qui viennent d'être publiés par le bureau d'éducation des États-Unis.

Le budget annuel total est de 500 millions de francs, dix fois plus qu'en France. 10 millions d'enfants de 6 à 10 ans fréquentent les écoles, dont 8 millions dans les écoles publiques. Il y a 90,000 professeurs et 130,000 institutrices. Le salaire est de 250 fr. par mois pour les hommes et 200 fr. pour les femmes.

Association des Grangers.

J'ai été, avec une dizaine de mes collègues délégués, visiter l'établissement des Grangers, situé à une demi-heure environ de chemin de fer de Philadelphie, c'était un grand bâtiment en planches construit spécialement pour recevoir les Grangers visitant l'Exposition. Nous avons été assez bien reçus tout en payant 50 cents (2 fr. 50) un très-maigre dîner à l'eau (ces messieurs sont tempérants), et nous avons reçu des renseignements par l'un des dignitaires de l'Association.

C'est à la suite de la guerre de Sécession que des agriculteurs des États-Unis du Sud et du Centre, qui avaient été particulièrement dévastés, résolurent de s'unir pour acheter en commun leurs instruments de travail.

Ils fondèrent une Association sous la forme maçonnique, comme le sont du reste la plupart des sociétés Américaines, et dans laquelle les femmes furent admises avec des degrés hiérarchiques.

Ce fut miss Hall, nièce de M. Kelley, le principal fondateur, qui fit remarquer à son oncle que les femmes, par leur action sur leurs maris, sont le principal élément de dissolution des sociétés où elles ne sont pas admises, et qu'elles ont autant besoin que les hommes de distraction et de vie sociale.

Il y eut sept degrés d'initiations différents, dont quatre seulement pour les femmes.

De cette manière, en 1873, après sept années seulement d'existence, l'Association comptait 20,000 Granges et environ 2 millions de membres.

Son but est la lutte contre les tarifs des chemins de fer et l'achat en commun des objets dont les familles ont besoin, surtout les instruments et les machines aratoires.

J'ajouterai même que depuis mon retour les journaux ont publié des dépêches portant que les législations du Nord-Ouest, dirigées par les Grangers, se sont attribué le droit d'établir les tarifs des chemins de fer.

Les Grangers ont établi des relations avec une autre association : les Souverains de l'Industrie, qui est fondée sur leur modèle. Seulement, d'après leurs statuts, les Grangers sont agriculteurs, tandis que les Souverains de l'Industrie acceptent toutes les professions. Voici du reste un extrait de leurs déclarations de principes : « L'Ordre de notre Association se compose de membres industriels et laborieux sans égard à la race, au sexe, à la couleur, à la nationalité ou à la profession. Il n'est pas formé dans le but d'entreprendre aucune guerre d'agression contre toute autre classe, ni pour entretenir aucun esprit d'antagonisme du travail contre le capital, ni pour organiser la lutte du pauvre contre le riche. Notre ordre est institué uniquement dans un but d'assistance mutuelle de protection des travailleurs et d'amélioration de leur sort par eux-mêmes.

L'ordre inculque à ses membres ce principe, qu'ils doivent être véridiques dans leurs relations réciproques et dans leurs relations avec le monde extérieur.

Ils leur apprend que toute livre de marchandise doit avoir une livre de poids, que tout yard (ou mesure) d'étoffe doit avoir un yard de longueur, que l'on ne doit pas faire de tromperie sur la qualité de la marchandise. L'ordre exige en un mot de ses membres qu'ils repoussent toute falsification ou faux poids, ainsi que toute pratique malhonnête en affaires.

En unissant et combinant nos ressources pour la formation d'un capital destiné à l'achat des marchandises que nous consommons, ou l'abaissement du prix des marchandises que nous produisons par notre travail, nous pourrons arriver à concilier les intérêts du travail et ceux du capital qui ont été rendus antagonistes par le système commercial qui prévaut aujourd'hui. »

En somme, comme les Grangers, les Souverains de l'Industrie sont des coopérateurs. Leur manière n'est pas nouvelle, elle a été tentée en France, en Angleterre et en Belgique.

Elle pourrait plus exactement se dénommer : la diminution des bénéfices des commerçants au profit des acheteurs.

L'ordre des Souverains de l'Industrie compte, m'a-t-on dit, plusieurs centaines de mille d'adhérents. A part ces deux sociétés, je n'ai aucun renseignement sur d'autres sociétés coopératives aux Etats-Unis.

Je tiens à remercier, en terminant, MM. *Penfield*, *Kolbé*, *White*, et *Samuel*, de Philadelphie, MM. *Tiemann*, *Reynders*, le docteur *Taylor*, *Otto et fils*, de New-York, ainsi que le contre-maître de M. Tiemann, pour le bienveillant accueil qu'ils m'ont fait; ces messieurs m'ont facilité la visite de leurs ateliers, et m'ont montré obligeamment tous les détails de leur fabrication.

Je mentionnerai aussi le représentant des maisons de Philadelphie et de New-York, pour l'empressement extrême avec lequel il se mit à ma disposition et me donna tous les renseignements désirables sur l'état matériel et moral de notre corporation en Amérique, et de la complaisance qu'il mit à me faire voir toutes les vitrines des exposants et m'accompagnant même dans les sections étrangères.

Je dois aussi bien des remerciements aux commissions étrangères pour l'empressement avec lequel elles m'ont fourni les renseignements que je leur demandais. Je mentionnerai en particulier les commissions de la *Belgique*, du *Brésil*, du *Canada*, de l'*Italie*, de la *Russie* et de la *Suisse*.

CONCLUSION

Un seul délégué, et ceci a été reconnu par tous, ne pouvait pas suffire pour étudier les différentes branches de notre corporation, c'est à ce titre que je réclame l'indulgence de tous mes collègues pour ce travail, j'ai fait de mon mieux, étudiant les points sur lesquels mon attention avait été attirée.

Je souhaite ardemment qu'à la prochaine exposition une organisation plus parfaite de notre corporation, permette que chaque groupe soit représenté par un des siens, afin que le dévouement dont ont fait preuve jusqu'ici dans l'intérêt général, les bijoutiers et les orthopédistes leur profite d'une manière plus particulière.

En terminant mon rapport, permettez-moi de souhaiter ardemment la prospérité de notre jeune chambre syndicale ; il ne faut pas oublier que c'est à la suite de notre entente pour l'envoi d'un délégué à l'Exposition de Philadelphie que la création d'une nouvelle chambre syndicale fut reconnue nécessaire et possible. Cette entente a permis que les autres corporations n'aient plus à constater une abstention regrettable comme lors de l'Exposition de Vienne, en 1873.

Là aussi il y avait à étudier, car pour ne citer qu'un seul fait, les délégués des instruments de précision rapportent qu'ils ont vu une vitrine appartenant à une association d'ouvriers en instruments de chirurgie, ayant son siége à Vienne, capitale de l'Autriche.

Avec une chambre syndicale, nous pourrons créer une bibliothèque professionnelle où chacun trouvera tous les documents, renseignements, mémoires, publications de toutes sortes intéressant notre profession.

C'est à elle désormais qu'il appartiendra de réunir en un seul faisceau toutes les initiatives et toutes les bonnes volontés ayant pour but l'accomplissement d'un progrès, d'une amélioration dans notre position matérielle et morale. Car il est bien certain que si nous désirons une situation meilleure, il ne faut compter que sur nous-mêmes.

Nous n'ignorons pas qu'il y a de grands efforts à faire, mais qu'il en faudrait plus encore si nous tardions à commencer.

C'est par le travail, c'est par l'étude que nous parviendrons à réaliser les réformes que notre corporation réclame et à perfectionner la profession que nous exerçons.

En travaillant dans notre intérêt, il ne faut pas perdre de vue non plus, que nous travaillons dans l'intérêt de la France.

Le Délégué,

E. VERNIER.

Paris, le 15 avril 1877.

Paris. — Imp. A. PARENT, rue Monsieur-le-Prince, 29-31.

www.ingramcontent.com/pod-product-compliance
Ingram Content Group UK Ltd.
Pitfield, Milton Keynes, MK11 3LW, UK
UKHW021040220726
13924UKWH00001B/437

9 782019 662950